AF311098

CONSIDÉRATIONS

SUR LE TRAITEMENT

DES

MALADIES SYPHILITIQUES

PAR M. LESAUVAGE,

Professeur à l'Ecole de Médecine de Caen , Chirurgien en chef des hôpitaux de cette ville , etc.

Parmi les théories dont la médecine physiologique a tenté d'é-branler les fondements, nulle peut-être n'a trouvé les esprits moins disposés à étudier et à bien comprendre la valeur des modifications qu'elle devait en éprouver que celle des maladies syphilitiques. Descendue à la portée de toutes les intelligences par une apparente simplicité qui, à vrai dire, n'était assez souvent qu'une aveugle routine, cette théorie était regardée comme un point de doctrine tout à fait inaccessible aux controverses.

On semblait avoir oublié que, dès les temps anciens et à toutes les époques, les praticiens les plus recommandables avaient multiplié les observations pour faire ressortir les dangers, ou au moins l'inutilité du médicament appelé *spécifique* par excellence. La conviction de la nécessité était un dogme, et quand il était pris en flagrant délit d'insuffisance, ou que l'exaspération des accidents venait déposer contre sa réputation, un seul mot suffisait pour le venger d'un doute injurieux, *c'est qu'il a été mal administré;* expression commode, que souvent le médecin imberbe n'épargnait pas au praticien le plus consommé. Ou bien, comme la méthode de chaque médecin était infaillible, *c'était incontestablement la faute du malade*, et rien ne devait résister à une logique aussi expéditive. Cependant beaucoup de praticiens, parmi ceux même qui n'ont pas cru devoir embrasser les idées modernes, sont convenus de bonne foi que toute cette mys

térieuse théorie venait aboutir à deux seuls mots : *Maladie vénérienne, mercure.*

Certaines passions, l'ignorance, la paresseuse routine, etc., ont
dû jouer leur rôle accoutumé dans le grand débat soulevé par les
principes nouveaux. Il était plus facile de les critiquer que de les
soumettre à l'observation, et surtout d'en bien comprendre toute la
portée; de là cette opposition si souvent aveugle, opiniâtre, haineuse,
avec laquelle elles ont été accueillies. Il y a déjà plus de soixante
ans, Peyrilhe ne disait-il pas, pour motiver sa retenue à exposer les
mauvais effets du mercure : *Je fâcherais les partisans outrés de ce
remède, gens exclusifs*, par conséquent intolérants, qu'il importe de
ménager lorsqu'on veut vivre en paix (1).

Il appartenait plus particulièrement aux chefs des grands établissements de se livrer à des recherches capables de jeter la lumière
dans une discussion qui intéresse à un si haut point l'humanité. C'est
à l'étranger, et surtout en Allemagne, que le progrès a été le plus
rapide. En France, les praticiens des hôpitaux sont à peu près restés
divisés en deux classes, l'une composée de ceux qui ont conscien-
cieusement expérimenté et qui ont embrassé les idées nouvelles,
l'autre de ceux qui ont persisté dans leur ancienne pratique, en pro-
testant, sans connaissance de cause, contre toute innovation.

Dans un moment où une résistance assez puissante est encore
opposée au triomphe des idées modernes, quand l'insouciance laisse
encore tant de médecins errer dans une sorte d'incertitude; lorsque
quelques auteurs, dont les écrits semblent respirer une conviction
complète, font cependant des concessions plus préjudiciables peut-
être à l'avancement de la science que ne le serait une directe opposition, il faut quelque courage pour essayer de faire peser dans la
balance tout le poids d'une masse d'observations ; et, si je m'y résous,
c'est parce que je les crois capables de produire une entière conviction chez les esprits non prévenus, et disposés à aborder de bonne
foi les moyens de parvenir à la vérité.

Nommé, il y a 7 ans, chef du service chirurgical de l'hôpital civil
et militaire de Caen, je n'ai cessé depuis cette époque d'interroger
chaque jour l'expérience, et ses résultats ont constamment justifié
toute la supériorité du traitement exclusivement antiphlogistique

____

(1) *Malad. vénér.*, in-8, p. 157, 9ᵉ édit.

sur cette pratique toute de routine et de si fréquente déception, que j'avais suivie depuis vingt ans.

Mon expérimentation a eu constamment lieu en présence de plusieurs jeunes médecins, et surtout des élèves de l'Ecole, auxquels ne pouvait échapper la moindre particularité; et, malgré une opiniâtre opposition, qui leur était suggérée par d'incessantes insinuations, ils sont enfin restés bien convaincus de toute la valeur des propositions suivantes :

1° L'intervention d'un virus spécifique n'est nullement nécessaire pour l'explication des phénomènes caractéristiques des maladies vénériennes.

2° Ces maladies sont la conséquence de la propriété des membranes muqueuses enflammées de communiquer leur inflammation à celles qui se trouvent en contact avec elles.

3° Toutes les membranes muqueuses jouissent de cette propriété; mais elle est exagérée dans les organes génitaux par une sensibilité spéciale, qui est facilement et quelquefois énergiquement modifiée par leurs rapports sympathiques avec d'autres organes à excitabilité variable, et par l'état d'orgasme dans lequel ils se trouvent au moment du contact.

4° La vaginite et l'utérite chronique, constitutionnelles en quelque sorte chez les filles publiques, et continuellement exaspérées par un état permanent de débauche, sont le plus ordinairement la cause des accidents qui apparaissent chez l'homme : chez les autres femmes, cette disposition des membranes vaginale et utérine peut résulter d'une communication plus ou moins récente, quoique cette circonstance ne soit point nécessaire pour qu'il s'y développe une irritation susceptible d'être communiquée.

5° Les accidents vénériens primitifs, urétrite, ulcérations, végétations et bubons, guérissent facilement et promptement par les seuls moyens antiphlogistiques employés, et les récidives, toujours infiniment rares, proviennent ordinairement des excès prématurés d'exercice et de régime.

6° Les maladies essentiellement consécutives se déclarent toujours à la suite d'un ou plusieurs traitements mercuriels; et l'emploi du mercure sans syphilis préalable peut produire le développement des mêmes affections.

7° Les accidents consécutifs sont toujours liés à des irritations intérieures préexistantes, ou développées par le traitement; et ces irritations influent puissamment sur leur développement, leur marche et la difficulté de les guérir; cependant ils peuvent complètement céder au traitement antiphlogistique.

8° Le mercure n'exerce aucune action spécifique sur les accidents vénériens, et tous ils peuvent définitivement disparaître sans qu'on ait recours à ce médicament..

9° Dans l'état actuel de la science, le traitement mercuriel ne peut donner une garantie suffisante contre les récidives et les maladies consécutives, et aucun praticien ne peut prévoir à l'avance dans quelle circonstance, sous quelle forme, et dans quelles proportions l'emploi du mercure pourra produire ou ne point déterminer les accidents consécutifs, ainsi que les irritations intérieures qu'il fait naître ou qu'il exaspère si fréquemment. L'usage du médicament expose donc le malade à ces accidents souvent très graves, et qui peuvent devenir incurables : conséquemment il doit être entièrement proscrit.

Le seul fait de la disparition complète et sans retour des accidents vénériens, primitfs et consécutifs, par le traitement antiphlogistique, doit suffire pour faire nier l'existence d'un prétendu virus syphilitique. Destiné à rendre raison de la non-réussite des anciennes méthodes de traitement si souvent défectueuses, son invention date d'une époque où chaque maladie naissait sous l'influence d'un vice spécial du sang ou des humeurs : et pour beaucoup de médecins n'existe-t-il pas encore ce qu'on appelle un vice dartreux, rhumatismal, scrofuleux, etc., espèces de fatalités contre lesquelles on a inventé tant de décevants spécifiques, tandis que les accidents divers compris sous ces dénominations pourraient plus facilement céder à une thérapeutique déduite des lois mieux comprises de la physiologie.

La propriété dont jouissent les membranes muqueuses enflammées de communiquer leur irritation à celles qui sont en contact avec elles est révélée par trop de faits pour qu'il soit nécessaire d'insister sur ce point. En vain on objecterait que souvent, et surtout dans les grandes villes, on rencontre fréquemment des signes évidents d'une irritation plus ou moins chronique des organes génitaux sans danger d'infection, et cependant on reconnaîtrait qu'elle a lieu quelquefois, s'il n'était plus commode, plus expéditif, de suspecter les déclarations les plus sincères et les plus dignes de confiance. Mais on ne peut établir aucune comparaison avec l'état dans lequel des excès de tout genre mettent continuellement les filles publiques; aussi, chez elles, la muqueuse vaginale est constamment rouge, villeuse, quelquefois fongueuse, dans une grande étendue. L'irritation s'est propagée à la surface utérine, et il est facile d'en juger avec le spéculum par le produit qui en est la conséquence, et qui vient s'ajouter à celui que verse abondamment la muqueuse vaginale; et cet état n'est pas seulement entretenu, activé sans cesse par la fréquence de la cohabitation, il est encore alimenté par les débauches en tout genre auxquelles sont livrées ces filles. Aussi vous trouverez l'ensemble de ces caractères d'autant plus exprimé, et conséquemment plus capable de produire l'infection, qu'elles sont placées plus près des dernières limites de la dépravation.

La guérison assez prompte et définitive des accidents primitifs, sans emploi du mercure, est un fait devenu de la dernière évidence pour les praticiens qui ont bien compris l'application du traitement antiphlogistique, et qui se sont surtout attachés à éloigner toute influence de réaction sur le siège des accidents, par les saignées répétées, les bains, et surtout par un régime sévère.

Ces résultats obtenus dans un grand nombre d'établissements, et que plusieurs praticiens distingués ont déjà fait connaître, je les ai constatés sur plus de 3,000 malades, sans qu'un seul fait soit venu déposer contre leur insuffisance. Au reste, ce point est volontiers concédé par les partisans exclusifs du mercure : ils accordent que les symptômes apparents peuvent disparaître; mais ils prétendent que les malades restent exposés à toutes les chances des récidives, et, ce qui est bien autrement effrayant, que tout le cortège des accidents consécutifs est constamment suspendu sur leur tête. C'est à ce moment que les faits doivent intervenir pour réduire ces craintes imaginaires à leur juste valeur, et mettre enfin au grand jour les causes qui seules produisent le développement de ces accidents.

D'après un certain nombre de statistiques de maladies vénériennes que j'ai consultées, et quels qu'aient été les modes de traitement, les récidives, ou la reproduction des accidents primitifs après leur apparente guérison, seraient, en général, dans les hôpitaux, plus fréquentes que je ne les ai observées chez mes malades : j'en ai à peine rencontré trois à quatre chaque année, ce qui ne donnerait pas un sur cent. J'ai l'intime persuasion que je dois ces résultats à la sévérité du régime continué pendant tout le traitement, et à la précaution d'assurer les convalescences en m'opposant aux sorties prématurées. Au reste, les partisans du mercure n'ont, dans aucun cas, le droit d'invoquer ces récidives ; car il a été établi qu'elles sont beaucoup plus communes après le traitement mercuriel. Pour citer un cas bien remarquable de récidive, j'emprunterai à la thèse du docteur Lépée (1) l'observation d'un militaire du 41° de ligne, qui avait successivement subi trois traitements mercuriels, à Grenoble, à Rennes et à Brest ; chaque fois il avait vu la maladie se reproduire, et il entra à l'hôpital de Caen, le 25 décembre 1832, pour une apparition nouvelle des mêmes accidents (végétation à l'anus), qui cédèrent avec facilité au traitement antiphlogistique. Je ne veux pas prétendre que, pour cette fois, la guérison aura été définitive ; car l'expérience a démontré qu'il suffit de l'échauffement par une marche soutenue ou forcée pour reproduire cette forme de la maladie.

Mais c'est sur le terrain des accidents dits consécutifs que se sont montrées les difficultés les plus grandes. Développés en des points plus ou moins éloignés de ceux où l'infection s'était primitivement manifestée, quelquefois peu de temps après la guérison, souvent après de longues périodes, leur apparition était toujours attribuée à un traitement défectueux, incomplet, à la non-destruction du virus, à l'infection générale qui en était la conséquence, etc. De là, la nécessité de recourir à l'emploi du mercure, et avec plus d'activité, afin d'atteindre le virus dans ses derniers retranchements. En vain, deux ou trois traitements avaient échoué, il y avait nécessité impérieuse de recommencer. On le voit, c'était pour tous les cas le même raisonnement, réduit à ces deux expressions : *virus, mercure*. Qu'on ne dise pas qu'il y a exagération ; la pratique était cela, rien que cela, et les médecins de mon époque conviendront de bonne foi qu'au temps de nos études les hommes de haute science n'avaient pas un autre langage, et alors doit-on s'étonner qu'il soit celui des praticiens qui, ne voulant pas du progrès, condamnent sans examen tout ce qui est nouveau, et s'obstinent à fermer les yeux à l'évidence.

L'habitude où sont encore tant de médecins de trouver dans la préexistence d'une affection vénérienne la cause de toute maladie

---

(1) *Quelques Réflexions sur le Traité des maladies dites syphilitiques*. Paris, 1835.

qui peut présenter quelque analogie de forme ou de siège, ou dont ils ne peuvent déterminer la nature, a fait souvent considérer comme accident essentiellement consécutif beaucoup d'altérations qui ne méritaient aucunement cette qualification ; et c'est pour ces cas seulement que les hommes qui ont le moins d'expérience se prononcent avec l'assurance la plus présomptueuse. J'ai vu même les praticiens les plus distingués et les plus expérimentés de la capitale offrir, sous ce rapport, un dissentiment qui donnait toute la mesure de l'incertitude et de toute la difficulté qui règnent encore à ce sujet dans la science. Et pour en donner un exemple, dernièrement une jeune fille me fut envoyée à l'hôpital par plusieurs médecins distingués d'une ville voisine. Elle était atteinte d'une vaginite peu intense, et il lui était survenu une vaste ulcération à bords enflammés, qui occupait la commissure ainsi que toute la face buccale de la joue droite, et qui avait été considérée comme une affection consécutive. Toute la bouche était enflammée. L'inflammation avait été beaucoup plus vive du côté droit, et la malade ayant cessé de mâcher de ce côté, il s'était formé à la base des dents une couche épaisse de tartre qui avait déterminé l'inflammation ulcéreuse de toute la portion de membrane muqueuse qui était en contact, altération, que j'ai eu occasion de faire remarquer si fréquemment. La cause reconnue, il a suffi du régime, de quelques gargarismes et de petits rouleaux de charpie placés entre les dents et l'ulcération pour que la guérison ait été complète en huit jours. Certainement le nombre des praticiens qui auraient porté un diagnostic dont la conséquence aurait exposé la malade à toutes les chances d'un traitement mercuriel, est encore plus grand qu'on ne voudrait l'avouer.

Depuis sept ans, il est entré à l'hôpital de Caen à peu près cent malades atteints de maladies consécutives. Tous avaient fait un ou plusieurs traitements par le mercure : deux ou trois exceptions s'étaient présentées, mais des recherches ont bientôt fait découvrir le peu de confiance que méritaient les aveux des malades. Ainsi le fait de la préexistence de l'emploi du mercure au développement des accidents consécutifs a été constamment de la dernière évidence, et je puis emprunter ailleurs des preuves dont sans doute on ne contestera pas la certitude. Le 17 mars 1834, un recensement fut fait aux Capucins, dans le service de M. Cullerier (salle des hommes) : il y existait en tout seize individus atteints d'affections consécu-

tives ; tous , sans exception , avaient fait un ou plusieurs traitements (1). Je croyais être le premier à mettre au grand jour ce rapport de préexistence, et, je ne crains pas de le dire, de causalité du
traitement mercuriel avec le développement des maladies consécutives ; mais je trouve le fait énoncé dans la thèse du Dr Costallat ; il
dit , en parlant des accidents consécutifs : *Je ne les ai observés que
chez des malades qui avaient fait usage des préparations mercurielles* (2).

Quelque singulière que puisse paraître cette influence du mercure sur la marche des maladies syphilitiques et sur les formes toutes spéciales qu'il leur imprime consécutivement, c'est un fait rendu
évident par un assez grand nombre d'observations pour qu'il ne
puisse être mis en doute ; et quand on parviendrait à mettre en re-
gard quelques exceptions bien caractérisées, elles seraient insuffisantes pour lui faire perdre de sa valeur. La difficulté de se rendre
compte du phénomène ne peut être invoquée comme un motif suffi-
sant de le contester. L'on a demandé pourquoi les ouvriers qui em-
ploient le mercure ne sont pas exposés aux mêmes accidents? pourquoi tous les malades n'en éprouvent pas les mêmes effets? Mais, je
le demande, de quelle valeur peut être cette argumentation en présence des faits? Ce qui est demeuré pour moi de la dernière évidence, c'est que les maladies consécutives étaient liées le plus souvent à un état d'irritation des voies digestives , et que le premier
moyen de les combattre consiste d'abord à modifier cette complica-
tion. Enfin , prouvons par quelques exemples que le mercure peut
décider l'apparition d'accidents bien caractérisés sans aucune intervention de syphilis.

Obs. Ire. — *Pharyngite ulcéreuse, amygdalite, etc.*— Alexandre H.,
âgé de trente-quatre ans, eut des inquiétudes à la suite d'une fréquenta-
tion suspecte, quoiqu'il n'éprouvât aucun accident. Continuellement tour-
menté pendant six semaines, il s'adressa à un médecin qui lui fit faire
quarante frictions mercurielles. Un pharmacien auquel il eut ensuite
recours lui administra sept bouteilles de sirop de salsepareille. Enfin un
second médecin lui prescrivit trois bouteilles de sirop de Cuisinier, et,
bien qu'aucun symptôme n'eût apparu, il était fatigué depuis sept à huit
mois par ces divers traitements, lorsqu'il se présenta chez moi le 7 juin

____

(1) *Prop. et réfl. sur quelques points de méd. et de chir.* Paris, 1832.
(2) *Journal de médecine et de chirurgie pratique.* Avril 1835.

dernier. Il se plaignait de ressentir à la gorge une chaleur considérable. Le pharynx était uniformément d'un rouge un peu terne. Ses amygdales étaient tuméfiées, et il existait sur le pilier droit du voile du palais une vaste ulcération assez superficielle; dans quelques endroits, on y voyait des ulcères plus profonds et à circonférence arrondie; quelques autres se remarquaient sur le voile du palais. Le caractère de ces accidents n'était nullement équivoque, et ils ont cédé en deux mois à une saignée, quatre applications de sangsues, des cataplasmes, etc., et surtout à un régime sévère auquel le malade se soumit exactement.

Obs. II. — *Exostoses sur toute l'étendue des deux tibias, etc.* — M. Lainé, âgé de vingt-six ans, d'une bonne constitution, mais offrant tous les indices d'une irritation gastro-intestinale à médiocre expression, vint du département de l'Orne pour me consulter, le 6 décembre dernier.

Il était à peine âgé de douze ans, lorsqu'on reconnut qu'il se développait, dans l'abdomen et près de l'aine droite, une tumeur qui devint tellement mobile, qu'on pouvait à volonté la transporter à gauche ou dans d'autres points de la cavité. Cette tumeur n'empêcha pas M. Lainé de servir pendant deux ans, et c'est après être rentré dans ses foyers qu'il ressentit des douleurs vives dans le rectum, et qu'aidé de plusieurs lavements actifs, il rendit par le fondement la tumeur de l'abdomen. Elle avait le volume du poing, était noirâtre, assez solide, et semblait formée de plusieurs couches superposées. C'était, à ce qu'il paraîtrait, un bézoard développé dans l'intestin.

Pendant que M. Lainé était à son corps, le chirurgien du régiment lui fit la téméraire proposition de lui enlever sa tumeur ; et, sur son refus, il lui conseilla pendant un mois, comme fondantes et résolutives, des frictions mercurielles sur la cuisse droite ; en même temps il lui fit prendre une solution mercurielle, en prétendant qu'il était nécessaire que le remède déterminât la salivation. Par suite de cette médication, le malade, qui n'a jamais eu de maladie vénérienne, et ses affirmations sont formelles et dignes de foi, éprouva les accidents suivants, qui ont commencé à se développer il y a deux ans, plusieurs mois après l'emploi du mercure.

Il ressent dans les membres inférieurs, et spécialement dans le gauche, des douleurs vives avec des contractures brusques en forme de crampes, qui s'expriment plus fortement et plus souvent à la plante des pieds et aux jarrets (1), et alors ces parties sont le siège d'une rigidité très douloureuse. Il existe sur toute la face antérieure des deux tibias des exostoses très saillantes et très étendues. Elles deviennent plus particulièrement douloureuses quand le soir il ressent la chaleur du lit, ce qui le porte à placer

---

(1) Une jeune fille, âgée alors de seize ans, et à laquelle j'avais donné la liqueur de Wan Swieten il y a huit ans, me disait dernièrement que, depuis cette époque, elle éprouvait souvent des contractions convulsives dans les membres supérieurs.

ses jambes dans des endroits restés froids ; et cependant il parvient à calmer ses douleurs en exposant ces membres pendant quelque temps à une chaleur modérée.

On ne dira pas sans doute que les accidents qui viennent d'être exposés ne rentrent pas dans la classe de ceux pour lesquels les partisans du virus syphilitique préconisent le mercure, et seul cependant il avait causé leur développement.

Mais, si les accidents consécutifs se présentent presque constamment par suite de l'emploi du mercure, et d'après mon expérience les exceptions ne m'auraient pas été démontrées, dans tous les cas elles seraient fort rares; si, d'autre part, je puis établir, d'après une pratique de plusieurs années, qu'ils ne se montrent jamais à la suite du traitement antiphlogistique méthodiquement employé, quand surtout l'on a tenu compte de toute l'influence des complications; si ensuite je parviens à démontrer, et toujours par les faits, que ces accidents peuvent entièrement disparaître par le même traitement, je ne puis concevoir par quels raisonnements on pourrait essayer d'établir la nécessité d'un médicament qui traîne à sa suite tant de fâcheuses conséquences : l'emploi ne pourrait pas en être légitimé, quand on parviendrait à prouver que, comme la lance d'Achille, il serait doué de la faculté de guérir les maux qu'il fait.

Qu'on ajoute à toutes ces considérations l'étendue de la mortalité qui a lieu dans les hôpitaux où l'on emploie le mercure, et, dans quelques uns, le chiffre serait beaucoup élevé, si on y faisait figurer les malades qui périssent dans les salles de médecine où on les évacue pour des accidents développés par le fait du traitement; et que l'on compare ces résultats avec ceux que donne le traitement antiphlogistique. Ainsi, depuis 7 ans, et sur plusieurs milliers, je n'ai pas perdu un malade entré à l'hôpital pour maladie vénérienne; pas un seul n'a été dans le cas d'être réformé, et cependant, quelle que soit la gravité des accidents qui apparaissent dans mon service, et quelque étrangers que ces accidents soient à la maladie, ce qui arrive presque constamment, jamais je n'ai évacué un malade dans le service de médecine.

J'ai insisté sur ce point que les accidents consécutifs ne se sont jamais montrés après le traitement antiphlogistique; mais nos antagonistes ont toujours cette précieuse ressource d'objecter que leur conviction ne pourrait être établie qu'après de longues périodes : dix ans leur suffiraient à peine. C'est en vain qu'on leur réplique que souvent ces accidents apparaissent pendant le traitement mercuriel, ou très peu de temps après : ainsi j'ai vu le sous-officier Chollet, du 12e léger, couvert de pustules sur la tête, la poitrine et les bras, quinze jours après un traitement mercuriel administré à Cherbourg. Son chirurgien-major me l'adressait pour lui épargner un second traitement, et je parvins à faire disparaître cette affection consécutive par le traitement assez actif d'une irritation gastro-intestinale dont il était atteint. Je pourrais multiplier les citations pour des cas de pharyngite ulcéreuse, de végétations à l'anus, etc.

Cependant, après des séjours de quinze, de dix-huit mois, de deux ans même (le 50e de ligne), jamais aucun corps de la garnison ne m'a renvoyé un seul malade atteint de maladie consécutive, et ce fait a été attesté au moment du départ par les chirurgiens du 50e, du 51e et du 29e. Comme on l'a vu, le séjour du 50e avait été le plus prolongé. Dans l'intervalle, il était allé faire la campagne de la Vendée, puis il fit partie des troupes du siège d'Anvers, et, non seulement à son départ définitif il ne m'avait pas renvoyé un seul malade, mais ses chirurgiens major et en second, MM. Astoul et Gaffé, m'écrivaient quatre ans après qu'ils n'avaient remarqué ni récidives ni affections consécutives sur les nombreux malades qui avaient été exclusivement traités dans mon service.

Enfin, il me reste une dernière objection, et je demanderai si sans passion on pourrait un instant contester toute sa valeur ? Aussi chaque fois que je l'ai proposée aux partisans de l'ancien traitement, elle est toujours restée sans réponse.

Nos filles publiques sont soumises tous les 15 jours à une visite qui se fait à l'hôpital, et on arrête celles qui sont atteintes de vaginites, d'ulcérations, de végétations et de bubons, seuls accidents que l'on rencontre le plus souvent, et les deux derniers sont assez rares. Il est constant que, depuis 7 ans, elles n'ont pas pris un grain de mercure, et jamais elles n'ont offert depuis cette époque un seul cas d'accident consécutif. Cependant ce sont elles qui infectent nos militaires, et comment concilier la persistance du prétendu virus qui repose en paix depuis si long-temps avec la non-apparition des accidents qu'on lui attribue ? Il y a dix-huit mois, trois de ces filles présentèrent presque en même temps, deux des exostoses, la troisième de volumineuses végétations. Peu de temps auparavant, elles avaient été traitées par le mercure au Hâvre et à Rouen, et jamais rien de semblable ne s'est montré chez celles qui sont entrées à mon service dix fois et plus.

Mon prédécesseur, le professeur Dominel, instruit par l'expérience, manifestait souvent son opinion sur les mauvais effets du mrrcure ; cependant il le donnait encore, mais à faible dose : eh bien ! malgré cette heureuse innovation, il m'a légué 12 à 15 de ces malheureuses affectées d'exostoses, de vastes et hideuses ulcérations, etc., etc. Le plus grand nombre a péri misérablement. Deux restent encore, les nommées Levavasseur et Leboussonnier, et elles sont continuellement tourmentées à la tête et aux membres de douleurs ostéocopes et d'exostoses énormes qui ne finiront qu'avec leur misérable vie.

Les preuves que j'ai exposées dans ce Mémoire en faveur d'une théorie qui assure tant d'heureux résultats, me paraissent offrir les conditions convenables pour entraîner la conviction des praticiens qui les peseront avec bonne foi ; mais je sais qu'elles seront insuffisantes pour ceux dont l'opposition exprime un renoncement complet à suivre les progrès de la science.

Je terminerai par l'exposition de quelques cas de maladies consécutives évidemment développées sous l'influence du mercure, et traitées avec un succès complet par les moyens antiphlogistiques ; mais auparavant je ferai apprécier par le fait suivant toute l'influence des irritations gastro-intestinales sur la marche des accidents primitifs.

Obs. III. — *Deux larges ulcères (chancres) à la base du gland.* — Agnel (Joseph), âgé de vingt-sept ans, caporal au 51ᵉ de ligne, entra à l'hôpital de Caen le 15 juin 1834. Il était affecté de deux ulcérations à bords rouges et renversés, qui couvraient toute la base du gland, et reposaient sur un tissu cellulaire tout à fait induré.

Le malade fut saigné, mis au régime et à l'usage de la tisane d'orge ; il prit des bains et fit des lotions. La maladie resta à peu près stationnaire pendant assez long-temps, et je soupçonnai des erreurs de régime. Deux fois on appliqua des sangsues au pourtour de l'induration, et, contre l'ordinaire, il ne survint aucun changement. Le 2 août, il y avait exaspération des accidents. Les ulcères étaient fongueux, évasés, et la tuméfaction de la base s'était étendue. Alors j'examinai le malade ; je le pressai de questions, et je reçus cet aveu qu'il éprouvait chaque soir un accès de fièvre intermittente, et qu'il l'avait célé pour n'être point privé de ses aliments. La langue était rouge. Le malade avait éprouvé la dysenterie dans les colonies, et son bas-ventre était tout maculé de traces de sangsues et de scarifications.

Il fut mis à une diète sévère : on lui appliqua trente sangsues à l'épigastre ; puis on lui donna des demi-lavements dans lesquels on ajouta, trois jours après, quelques grains de sulfate de quinine, et bientôt la fièvre disparut. Ce qui surprit, ce fut de voir avec quelle rapidité marcha la cicatrisation des ulcères et la résolution du tissu induré sur lequel ils reposaient. Elle fut telle que, dix jours après, la cicatrisation était achevée, et Agnel sortit de l'hôpital, le 25 août, parfaitement guéri.

OBS. IV. — *Ulcérations dites syphilitiques aux deux bras.* — Le nommé Jouan (François), âgé de vingt-cinq ans, d'une constitution lymphatique, entra, le 20 décembre 1831, à l'hôpital de Caen. Il portait deux ulcères : l'un, de la grandeur d'une pièce de cinq francs, et arrondi, était situé à la partie externe et supérieure du bras droit ; l'autre, plus étendu et de même forme, reposait sur le milieu de la face antérieure de l'avant-bras gauche. Ces ulcères étaient caractérisés syphilitiques par leur développement spontané, leur forme, et leurs bords coupés à pic et indurés. L'inflammation y était prononcée, et ils étaient très douloureux.

Interrogé sur ses antécédents, Jouan répondit qu'il y avait quinze mois, et peu de jours après son débarquement à Toulon, il avait contracté une gonorrhée pour laquelle il était entré à l'hôpital ; que là on lui avait administré vingt-cinq doses de liqueur mercurielle ; qu'il en était sorti au bout de six semaines, et que sa guérison paraissait assurée. C'était dix mois après, qu'étant en convalescence chez lui, les deux ulcères s'étaient développés d'abord sous l'apparence de boutons, et, en deux mois, ils avaient acquis l'étendue qu'ils offraient au moment de l'entrée à l'hôpital.

Le malade fut mis au régime et à l'usage des boissons légères. La langue et le pharynx exprimaient les indices d'une irritation gastrique. On couvrit les ulcères de cataplasmes émollients. Ils ne tardèrent pas à éprouver une grande amélioration : en moins d'un mois, celui du bras était guéri, et la cicatrisation s'était faite en grande partie du centre à la circonférence. Bientôt après, le second ulcère prit un mauvais aspect ; il redevint enflammé et douloureux. On avait accordé une augmentation d'aliments, et les indices de gastro-entérite étaient plus exprimés. Le malade fut saigné ; puis on lui fit une application de sangsues à l'épigastre. On en revint à la sévérité première du régime. Quelques bains furent ensuite administrés. La cicatrisation du second ulcère fut promptement obtenue avec les mêmes circonstances, et Jouan sortit le 1ᵉʳ mars 1832. Ce militaire avoua que dans ses foyers il avait éprouvé un appétit qui s'était exprimé et avait été satisfait avec beaucoup de désordre ; et c'est sans nul doute sous l'influence de la surirritation dont cet appétit rendait l'expression que les accidents consécutifs s'étaient manifestés.

Jouan passa par Caen au mois d'octobre suivant ; il entra et resta huit jours à l'hôpital pour un engorgement du testicule, produit deux jours avant par l'effet d'une pression, et nous pûmes nous assurer que la guérison ne s'était pas démentie.

Obs. V. — *Carie de la première pièce du sternum ; deux exostoses à la partie inférieure du tibia gauche.* — M. D..., âgé de trente ans, d'une constitution délicate, ancien garde du corps, avait contracté, plusieurs années auparavant, quelques ulcérations pour lesquelles on lui avait administré, à l'hôpital de Saint-Germain, un traitement mercuriel qui avait duré plus de deux mois. Il était loin de penser que sa guérison n'était pas complète, lorsqu'il lui survient un gonflement douloureux qui surmontait le sternum, et enveloppait le tendon du muscle sterno-mastoïdien. Cette altération fut jugée une maladie consécutive, et c'est à ce moment que ce malade vint me consulter (octobre 1835). L'engorgement fit des progrès, et s'étendit sur toute la partie supérieure du sternum ; bientôt il abcéda au dessous de la clavicule droite, et il en résulta une plaie fistuleuse par laquelle fusait un pus rougeâtre. Il devint évident que toute la première pièce du sternum était cariée, et, avec le stylet, on reconnaissait que le fibro-cartilage de la deuxième côte gauche était dénudé dans l'étendue d'un pouce. Le malade était faible, et offrait tous les signes d'une irritation gastro-intestinale à fréquentes exaspérations. Je lui prescrivis un régime sévère, et des boissons légères, limonades ou autres. Sous l'emploi des cataplasmes, l'engorgement diminua et se circonscrivit à la surface ulcérée. Je fis une incision au bas de la tumeur afin de faciliter l'écoulement du pus et de faire des injections.

Mais, par l'effet de la fatigue ou d'une entorse, le malade fut atteint d'une hydrarthrose avec engorgement de l'articulation du pied gauche, et presque en même temps il apparut sur la surface du tibia deux exostoses très saillantes, et placées tout près de l'articulation malade. Ces derniers accidents forcèrent le malade à garder le lit. Ils furent combattus avec les émollients et les sangsues, dont il fallut multiplier les applications ; et le malade, qui s'écartait quelquefois de la sévérité du régime, y fut tenu avec plus de rigueur. Son état général en éprouva bientôt une amélioration sensible : quelques retours de fièvre, qui se manifestaient le soir, disparurent entièrement ; et, après un mois de traitement, les exostoses et l'hydrarthrose furent complètement dissipées.

Mais la suppuration de la carie persistait toujours ; il n'y avait plus d'engorgement des parties environnantes. Alors je prescrivis des injections résolutives (infusion de sureau avec l'acétate de plomb et l'alcool camphré). Il devint évident que la suppuration diminuait ; et bientôt l'amélioration s'exprima de plus en plus, et de telle sorte qu'en peu de temps la cicatrisation fut complète, et, je dois l'avouer, à mon grand étonnement. Le traitement a duré moins de cinq mois. Depuis dix-huit mois, M. D... jouit d'une bonne santé, et n'a éprouvé aucune atteinte de sa maladie. Il est facile de reconnaître la grande étendue qu'occupait l'ulcération du sternum à l'adhérence que la peau y a contractée.

J'ai choisi de préférence les observations précédentes, parce que j'ai pu constater que les guérisons avaient été définitives, et il me serait facile d'en grossir le nombre, puisque j'ai habituellement dans les salles de l'hôpital deux ou trois malades atteints d'affections consécutives à l'emploi du mercure. J'ai donné les résultats d'une expérimentation faite publiquement et régulièrement pendant plusieurs années. Ils ont laissé une conviction pleine et entière chez plusieurs médecins qui ont mis beaucoup de zèle à apprécier et à constater les faits, et ils m'ont affirmé que dans leurs mains la bonté de la méthode ne s'était pas démentie une seule fois. Enfin, que l'on compare ces résultats avec quelques uns de ceux que les journaux produisent assez souvent ; que l'on prenne surtout en considération cette mortalité si commune encore, quoiqu'on en dise, dans certains hôpitaux, et à une époque où je ne crains pas de mettre en principe que tout malade qui succombe à une maladie vénérienne meurt victime du traitement. (*Occidit qui non servat.*) Et pour faire partager le sentiment pénible que j'ai éprouvé, il me suffirait de citer l'observation envoyée de Toulon à l'Académie royale de médecine le 16 février 1836 (*Gazette des Hôpitaux,* 18 février 1836), et dans laquelle on voit un malheureux conduit successivement par le traitement mercuriel à des pustules sur tout le corps, à la chûte des cheveux, des sourcils et de la barbe, à des accès épileptiformes, à des contractures des membres, à l'hémiplégie et enfin à la mort.

Sans doute, on ne s'est pas contenté de noter comme un fait nouveau et curieux pour la science la présence du chlorure de mercure dans le cerveau, et il sera sorti de la discussion qu'a dû nécessairement soulever une si étrange observation quelques mots d'un enseignement assez puissant pour mettre au jour tout ce qu'a de déplorable une pratique qui pourrait conduire à la reproduction de semblables tableaux.

IMPRIMERIE ET FONDERIE DE FÉLIX LOCQUIN ET COMP.,
rue Notre-Dame-des-Victoires, 16.